Le Livre De Cuisine Du Régime Céto

Le Meilleur Guide Avec De Délicieuses Recettes Cétogènes ; De Nombreuses Recettes Pour Votre Satisfaction Et Pour Une Bonne Santé

Chloe Roberts - Sophie Legrand

Sommaire

Introduction

Merci d'avoir acheté *Le Livre De Cuisine Du Régime Céto: Le Meilleur Guide Avec De Délicieuses Recettes Cétogènes ; De Nombreuses Recettes Pour Votre Satisfaction Et Pour Une Bonne Santé.*

Le régime cétogène est un régime alimentaire qui réduit considérablement les glucides, tout en augmentant les protéines et en particulier les graisses. Le but principal de ce déséquilibre dans les proportions de macronutriments dans l'alimentation est de forcer le corps à utiliser les graisses comme source d'énergie.

En présence de glucides, en fait, toutes les cellules utilisent leur énergie pour mener à bien leurs activités. Mais si ceux-ci sont réduits à un niveau suffisamment bas, ils commencent à utiliser des graisses, tout sauf les cellules nerveuses qui n'ont pas la capacité de le faire. Un processus appelé cétose est alors initié, car il conduit à la formation de molécules appelées corps cétoniques, cette fois utilisables par le cerveau.

Typiquement, la cétose est atteinte après quelques jours avec un apport quotidien en glucides d'environ 20-50 grammes, mais ces quantités peuvent varier sur une base individuelle.

petit déjeuner

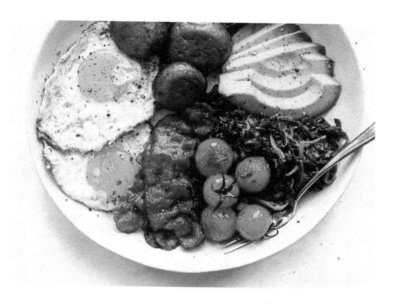

Muffins aux pépites de chocolat

Temps de préparation: 10 minutes

Temps de cuisson: 20 minutes

Portions: 8

ingrédients:

• 1/2 tasse de farine de noix de coco

• 1/4 c. à thé de bicarbonate de soude

• 1/4 c. à thé de sel

• 4 œufs

• 1/3 tasse de beurre non salé, fondu

• 1/2 tasse d'édulcorant à faible teneur en glucides

• 1 c. à soupe d'extrait de vanille

• 2 c. à soupe de lait de coco

• 1/3 tasse de pépites de chocolat sans sucre

Itinéraire:

• Préchauffer le four à 350F.

• Ajoutez la farine de noix de coco, le bicarbonate de soude et le sel dans un bol et mélangez bien.

- Ajoutez le beurre, les œufs, l'édulcorant, la vanille et le lait de coco aux ingrédients secs et mélangez bien. Incorporer doucement les pépites de chocolat.
- Ligne muffins boîtes et remplir 3/4.
- Cuire au four pendant 20 minutes.
- Refroidir et servir.

Nutrition: Calories: 168 Graisse: 13g Carb: 6g Protéines: 5g

Brownie Muffins

Temps de préparation: 10 minutes

Temps de cuisson: 15 minutes

Portions: 6

ingrédients:

- 1/2 c. à thé de sel

- 1 tasse de farine de lin

- 1/4 tasse de cacao en poudre

- 1 c. à soupe de cannelle

- 1/2 c. à soupe de levure chimique

- 2 c. à soupe d'huile de coco

- 1 œuf

- 1/4 tasse de sirop de caramel sans sucre

- 1 c. à thé d'extrait de vanille

- 1/2 tasse de purée de citrouille

- 1/2 tasse d'amandes slivered

- 1 c. à thé de vinaigre de cidre de pomme

Itinéraire:

1.Préchauffer le four à 350F.

2.Mettez tout (sauf les amandes) dans un bol et mélangez bien.

3.Placez 6 doublures en papier dans la boîte de muffins et ajoutez une pâte de 1/4 de tasse à chacune d'elles.

4.Saupoudrer les amandes et presser doucement.

5.Cuire au four pendant 15 minutes ou jusqu'à ce que le haut soit réglé.

Nutrition: Calories: 183 Graisse: 13g Carb: 4.4g Protéines: 6.4g

Muffins à protéines crémeux

Temps de préparation: 5 minutes

Temps de cuisson: 25 minutes

Portions: 12

ingrédients:

•8 œufs

•8 onces de fromage à la crème

•2 c. à soupe de protéines de lactosérum

•4 c. à soupe de beurre fondu, refroidi

Itinéraire:

1.Chauffer le four à 350F.

2.Ajouter du beurre fondu et du fromage à la crème dans un bol et mélanger.

3.Ajouter des protéines de lactosérum et des œufs dans le bol et mélanger jusqu'à ce qu'ils soient complètement combinés, à l'aide d'un mélangeur à main.

4.Mettez la pâte dans une boîte de muffins préparée et transférez-la dans le four préchauffé.

5.Cuire au four pendant 25 minutes.

6.Servir.

Nutrition: Calories: 165.1 Graisse: 13.6g Carb: 1.5g Protéines: 9.6g

PAIN KETO

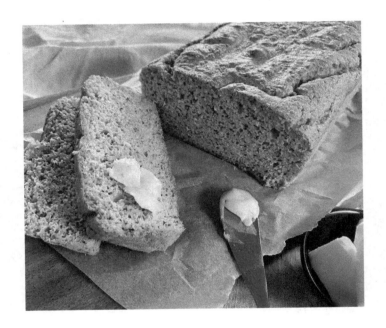

Pain de seigle de base:

Temps de préparation: 2 heures

Temps de cuisson: 3 heures

Portions: 6

ingrédients:

•1 tasse + 2 cuillères à soupe d'eau tiède

•2 cuillères à soupe (40 g) de mélasse

•1 cuillère à soupe (15 ml) d'huile végétale, par exemple,

canola

•9 g de sel

•2 tasses (250 g) Farine de pain

•187,5 g De farine de seigle à grains entiers moulues en pierre

•3 cuillères à soupe (45 g) pressées de sucre clair ou de

couleur foncée terne

•8 g de poudre de cacao non sucrée

•3/4 cuillère à café (1,5 g) de graines de carvi

•8 g de levure à montée rapide

Itinéraire:

1.Spot ingrédients dans la poêle à pain selon les roulements du fabricant. Sélectionnez l'ensemble du cycle du blé avec un réglage de coque léger et commencez la machine.

2.Rendement: Une portion de livre I (455 g)

3.Réglez la machine sur le cycle de mélange. Lorsque le cycle est traité, structurer la pâte dans un pain et le spot dans un récipient luubé de 22,5 cm x 12,5 cm x 7,5 cm.

4.Permettre la deuxième ascension vers le haut du récipient et de la chaleur dans le poêle 350F pendant environ 35 - 40 minutes ou jusqu'à ce que le moment lire thermomètre intégré dans la mise au point s'inscrit en tout cas 190. Tournez-vous vers le rack de câblage pour le refroidissement.

Nutrition: Cal: 265, Glucides: 4 g Fibres: 12 g, Graisse: 13 g, Protéines: 35 g, Sucres: 1 g.

Pain Pita

Temps de préparation: 10 minutes

Temps de cuisson: 15 minutes

Portions: 8

ingrédients:

- 2 tasses de farine d'amande, tamisée

- 1/2 tasse d'eau

- 2 c. huile d'olive

- Sel, au goût

- 1 c. cumin noir

Itinéraire:

1.Préchauffer le four à 400F.

2.Combinez la farine avec du sel. Ajouter l'eau et l'huile d'olive.

3.Massez la pâte et laissez reposer pendant 15 minutes.

4.Formez la pâte en 8 boules.

5.Mettez un papier parchemin sur la plaque à pâtisserie et aplatir les boules en 8 tours minces.

6.Saupoudrer de cumin noir.

7.Cuire au four pendant 15 minutes, servir.

Nutrition: Calories: 73 Graisse: 6.9g Carb: 1.6g Protéines: 1.6g

Meilleur pain à l'ail céto

Temps de préparation: 10

Temps de cuisson: 15

Portions: 4

ingrédients:

- Beurre composé d'ail et d'herbes:
- 1/2 tasse de margarine non salée adoucie (113 g/4 oz)
- 1/2 c. sel (j'aime le sel rose de l'Himalaya)
- 1/4 c. c. poivre noir moulu
- 2 c. huile d'olive vierge supplémentaire (30 ml)
- 4 gousses d'ail, écrasées
- 2 c. persil coupé naturellement ou 2 c. persil séché
- Garniture:
- 1/2 tasse de cheddar parmesan moulu (45 g/1,6 oz)•
- 2 c. persil croustillant

Itinéraire:

1.Configurez les rouleaux de levain Keto en suivant cette

formule (vous pouvez faire 8 pains standard ou 16 plus petits que d'habitude). Le meilleur pain à l'ail à faible teneur en glucides

2. Configurez la margarine à l'ail (ou une autre pâte à tartiner assaisonnée). Assurez-vous que chacune des fixations est arrivée à température ambiante avant de les mélanger dans un bol moyen. Le meilleur pain à l'ail à faible teneur en glucides

3.Coupez les rouleaux préparés au milieu et étalez la margarine améliorée sur chaque moitié (1-2 cuillères à café pour chaque pièce). Le meilleur pain à l'ail à faible teneur en glucides

4.Saupoudrer de parmesan moulu et repérez dans le poêle pour rafraîchir pendant quelques minutes de plus. Le meilleur pain à l'ail à faible teneur en glucides

5.At le point lorsque vous avez terminé, expulser du poêle. Vous pouvez également saupoudrer d'huile d'olive et servir au chaud.

Nutrition: Calories 270, Graisse 15, Fibre 3, Glucides 5, Protéine 9

Pain à la farine de riz brun sans gluten:

Temps de préparation: 2 heures

Temps de cuisson: 3 heures

Portions: 6

ingrédients:

•315 ml d'eau tiède

•3 énormes œufs ou substitut d'œuf égal

•1 cuillère à café (5 ml) de vinaigre de jus

•3 cuillères à soupe (45 ml) d'huile végétale, par exemple,

huile de canola

•125 g de purée de fruits non humidification

•112,5 g de banane écrasée ou 1/2 tasse (112,5 g) de citrouille

en conserve

•2 cuillères à soupe (30 g) farcies de sucre clair ou de couleur

foncée terne

•2 tasses (250 g) Pierre moulue farine de riz brun à grains

entiers

• 1 tasse (130 g) d'amidon de maïs pur

• 2 cuillères à café (14 g) épaississant

• 5 g de levure à montée rapide

Itinéraire:

1. Repérez l'eau, les œufs, le vinaigre, l'huile, la purée de fruits et le sucre de couleur foncée dans le plat de pain. Dans un bol, combinez de la farine de riz de couleur foncée, de l'amidon de maïs et de l'épaississant et ajoutez-le à la poêle, aux côtés de la levure. Commencez sur le cycle de la batterie.

2. Réglez la machine sur le cycle de mélange. Lorsque le cycle est traité, structurer la pâte dans un pain et le spot dans un récipient luubé de 22,5 cm x 12,5 cm x 7,5 cm.

3. Activer la deuxième ascension vers le haut du récipient et chauffer dans un poêle à 350 ° F pendant environ 35 à 40 minutes ou jusqu'à ce que le thermomètre de lecture intégré dans la mise au point s'inscrive en tout cas à 190 °.

4. Rendement: Une portion de I-livre (455 g)

Nutrition: Cal: 265, Glucides: 4 g Fibres: 12 g, Graisse: 13 g,

Protéines: 35 g, Sucres: 1 g.

Pain au levain

Temps de préparation: 6 minutes

Temps de cuisson: 15 minutes

Service: 10

ingrédients:

•1/2 tasse de farine d'amande

•1/2 tasse de farine de noix de coco

•1/2 tasse de graines de lin moulues

•1/3 tasse de poudre d'enveloppe de psyllium

•c. bicarbonate de soude

•1 c. à thé Sel de l'Himalaya

•œufs

•6 blancs d'œufs

•3/4 tasse de babeurre

•1/4 tasse de vinaigre de cidre de pomme

•1/2 tasse d'eau tiède

Itinéraire:

1.Combinez les farines, les graines de lin, l'enveloppe de psyllium, le bicarbonate de soude et le sel dans un bol, mélangez ensemble et mettez de côté.

2.Placez les œufs, les blancs d'œufs et le babeurre dans une poêle à pain.

3.Ajoutez les ingrédients secs sur le dessus, puis versez du vinaigre et de l'eau tiède.

4.Réglez la machine à pain sur Français réglage (ou un réglage plus long similaire).

5.Vérifiez la pâte pendant le processus de pétrissage pour voir si plus d'eau peut être nécessaire.

6.Lorsque le pain est terminé, retirez la poêle à pain de la machine à pain.

7.Laisser refroidir légèrement avant de transférer dans un rack de refroidissement.

8.Le pain peut être conservé jusqu'à 10 jours au réfrigérateur ou pendant 3 mois au congélateur.

Nutrition: Calories 85 Glucides 4 g Graisses 4 g Protéines 6 g

Pain grillé

Temps de préparation: 3 1/2 heures

Temps de cuisson: 3 1/2 heures

Portions: 8

ingrédients:

- 1 1/2 cuillères à café de levure

- 3 tasses de farine d'amande

- 2 cuillères à soupe de sucre

- 1 cuillère à café de sel

- 1 1/2 cuillère à soupe de beurre

- 1 tasse d'eau

Itinéraire

1.Verser de l'eau dans le bol; ajouter du sel, du sucre, du beurre mou, de la farine et de la levure.

2.J'ajoute des tomates séchées et du paprika.

3.Mettez-le sur le programme de base.

4.La croûte peut être légère ou moyenne.

Nutrition: Glucides 5 g Graisses 2,7 g Protéines 5,2 g Calories

203 Fibres 1 g

Miel Pain de blé entier:

Temps de préparation: 1 heure

Temps de cuisson: 3 heures

Portions: 5

ingrédients:

• 265 ml d'eau tiède

• 60 g de nectar

• 2 g de sel

• 187,5 g Pierre moulue Grains entiers Blé entier Graham

Farine

• 187,5 g de farine panifiable

• 6 g d'huile végétale, par exemple, canola

• 6 g de levure à montée rapide

Itinéraire:

1.Spot ingrédients dans la poêle à pain selon les roulements

du fabricant. Sélectionnez du blé entier et commencez la

machine.

2.Rendement: pain de 455 g

3.Réglez la machine sur le cycle de mélange. Lorsque le cycle est traité, structurer la pâte dans un pain et tacher dans une poêle lubed de 22,5 cm x 12,5 cm x 7,5 cm.

4.Activer la deuxième ascension vers le haut de la vaisselle et chauffer dans le poulet de chair 350F pendant environ 35 - 40 minutes ou jusqu'à ce que le moment lire thermomètre intégré dans la mise au point enrôle dans tous les cas 190F.

Nutrition: Cal: 214, Glucides: 1,5 g Fibres: 8 g, Graisse: 11 g, Protéines: 25 g, Sucres: 1 g.

Pain de l'âme

Temps de préparation: 10 minutes

Temps de cuisson: 45 minutes

Portions: 16

ingrédients:

- 1/4 c. c. crème de tartre

- 2 1/2 c. c. levure chimique

- Gomme xanthane 1tsp.

- 1/3 c. c. bicarbonate de soude

- 1/2 c. à thé de sel

- 2/3 tasse de protéines de lactosérum non aromatisé

- 1/4 tasse d'huile d'olive

- 1/4 tasse de crème fouettée lourde

- 2 gouttes de stévia à feuilles douces

- 2egg

- 1/4 tasse de beurre

- 12 oz de fromage à la crème ramollie

Itinéraire:

1.Préchauffer le four à 325F.

2.Utiliser un bol, du fromage à la crème au micro-ondes et du beurre pendant 1 minute.

3.Retirez et mélangez bien avec un mélangeur à main.

4.Ajoutez de l'huile d'olive, des œufs, de la crème lourde et quelques gouttes d'édulcorant et mélangez bien.

5.Mélanger les ingrédients secs dans un autre bol.

6.Mélanger les ingrédients humides avec les ingrédients secs et mélanger à l'aide d'une cuillère. N'utilisez pas un mélangeur à main pour éviter de trop le fouetter.

7.Lubrifier une poêle à pain et verser le mélange dans la casserole.

8.Cuire au four jusqu'à ce qu'il soit doré, environ 45 minutes.

9.Refroidir et servir.

Nutrition: Calories: 200 Graisse: 15.2g Carb: 1.8g Protéines: 10g

Pain keto citrouille

Temps de préparation: 7 minutes

Temps de cuisson: 25 min

Service: 14

ingrédients:

- 3 énormes œufs

- 1/2 tasse d'huile d'olive

- cuillère à café de concentré de vanille

- 1/2 tasses de farine d'amande

- 1 1/2 tasses d'érythritol

- 1/2 cuillère à café de sel

- 1 1/2 cuillères à café préparant la poudre

- 1/2 cuillère à café de muscade

- 1 cuillère à café de cannelle moulue

- 1/4 cuillère à café de gingembre moulu

- 1 tasse de courgettes moulues

- 1/2 tasse de noix de pécan piratées

Itinéraire:

1.Préchauffer le poêle à 350 ° F. Fouettez ensemble les œufs, l'huile et le concentré de vanille. Réglez sur le côté.

2.In un autre bol, combinez la farine d'amande, l'érythritol, le sel, la poudre chauffante, la muscade, la cannelle et le gingembre. Réglez sur le côté.

3.À l'aide d'une étamine ou d'une serviette en papier, prenez les courgettes et écrasez l'eau de surabondance.

4.Ensuite, fouettez les courgettes dans le bol avec les œufs.

5.Inclure lentement les fixations sèches dans le mélange d'œufs à l'aide d'un mélangeur à main jusqu'à ce qu'il soit complètement mélangé.

6.Douchez légèrement un plat de portions 9x5 et cuisinez dans le mélange de pain aux courgettes.

7.Puis, cuillère dans les noix de pécan piratées sur le pain de courgette. Appuyez sur les noix de pécan dans le frappeur à l'aide d'une spatule.

8.Cuire au four pendant 60-70 minutes à 350 ° F ou jusqu'à ce que les noix de pécan sur le dessus semblent sautées.

Nutrition: Cal: 70, Glucides: 3g Glucides nets: 2,5 g, Fibres: 6,5 g, Graisse: 7 g, Protéines: 10g, Sucres: 3 g.

Pain de chou-fleur à faible teneur en glucides

Temps de préparation: 20 minutes

Temps de cuisson: 45 min

Service: 8

ingrédients:

- 2 tasses de farine d'amande

- 5 œufs

- 1/4 tasse d'enveloppe de psyllium

- 1 tasse de riz au chou-fleur

Itinéraire

1.Préchauffer le poulet de chair à 350 F.

2.Tapissez une poêle de portions avec du papier matériau ou une douche de cuisson à l'huile de noix de coco. Mettez dans un endroit sûr.

3.In un énorme bol ou un processeur de nourriture, mélangez la farine d'amande et l'enveloppe de psyllium.

4.Battez dans les œufs en hauteur pendant aussi longtemps que deux minutes.

5.Mélanger dans le riz de chou-fleur et bien mélanger.

6.Videz le mélange de chou-fleur dans la poêle portion.

7.Chauffer jusqu'à 55 minutes.

Nutrition: 398 Calories; 21g De graisse; 4.7g Glucides; 4.2g Protéines; 0

Pain de farine de romarin &ail noix de coco

Temps de préparation: 20 minutes

Temps de cuisson: 45 min

ingrédients:

• 1/2 tasse de farine de coco

• 1 bâtonnets de margarine (8 c. à soupe)

• 6 énormes œufs

• 1 c. à thé de poudre chauffante

• 2 c. Romarin séché

• 1/2-1 c. c. poudre d'ail

• 1/2 c. à thé. Poudre d'oignon

• 1/4 c. sel rose de l'Himalaya

Itinéraire:

1. Joignez les fixations sèches (farine de noix de coco, poudre chauffante, oignon, ail, romarin et sel) dans un bol et mettez-les dans un endroit sûr.

2.Ajoutez 6 œufs à un bol différent et battez avec un mélangeur à main jusqu'à ce que vous voyiez des hausses en haut.

3.Ramollissez le bâton de margarine au micro-ondes et ajoutez-le progressivement aux œufs au fur et à mesure que vous battez avec le mélangeur à main.

4.Lorsque les fixations humides et sèches sont complètement consolidées dans des plats isolés, ajoutez progressivement les fixations sèches aux fixations humides au fur et à mesure que vous vous fondez dans le mélangeur à main.

5.Huilez un plat en portion 8x4 et videz le mélange de manière équitable.

6.Chauffer à 350 pendant 40-50 minutes (le temps changera en fonction de votre poulet de chair).

7.Laissez reposer pendant 10 minutes avant d'expulser du conteneur. Découpez-le et appréciez-le avec tartiner ou grillé!

Nutrition: 398 Calories; 21g De graisse; 4.7g Glucides; 4.2g Protéines; 0Sugars .5g

Pain de blé pesto italien:

Temps de préparation: 1 heure

Temps de cuisson: 2 heures

Portions: 3

ingrédients:

- 148 ml d'eau tiède

- 14 g de sucre

- 3 g de sel

- 65 g de pesto disposé

- 187,5 g de farine panifiable

- 62,5 g De farine Graham de blé entier moulu à grains entiers

- 4 g de levure à montée rapide

Itinéraire:

1.Placez tous les ingrédients dans un plat à pain comme indiqué par les roulements du producteur. Sélectionnez des cycles essentiels pour un pain habituel ou un cycle de blé entier pour l'énorme pain et commencez la machine.

2.Rendement: 455 g ordinaire ou 682,5 g de pain énorme

3.Set machine sur le cycle de pâte.

4.Préparez dans un poêle 350F pendant environ 35 à 40 minutes ou jusqu'à ce que le thermomètre lu soit mis au point enrôle en tout cas 190F.

Nutrition: Cal: 214, Glucides: 1,5 g Fibres: 8 g, Graisse: 11 g, Protéines: 25 g, Sucres: 1 g.

PÂTES CÉTO

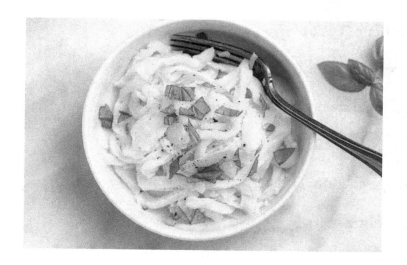

Cauli Mac-n-Cheese

Temps de préparation: 10 minutes

Temps de cuisson: 25 minutes

Portions: 3

ingrédients

• Chou-fleur (1 tête)

• Beurre (3 cuillères à soupe)

• Lait d'amande non sucré (.25 tasse)

• Crème lourde (.25 tasse)

• Fromage cheddar (1 tasse)

• sel et poivre noir

Itinéraire:

1.Tranchez le chou-fleur en petits fleurons et déchiquetez le fromage.

2.Préparez le four à 450 Fahrenheit et couvrez un plateau de cuisson avec une feuille de papier parchemin ou de papier d'aluminium.

3.Faire fondre 2 c. de beurre dans une poêle et les mettre dans les fleurons. Donnez-lui un shake de poivre et de sel.

4.Réchauffez le reste du beurre, de la crème lourde, du lait et du fromage au micro-ondes ou dans une chaudière double. Versez le fromage sur le chou-fleur et servez.

Nutrition: Calories: 265 Graisse: 25 g Carb: 3 g Protéines: 21 g

Nouilles de varech Edamame

Temps de préparation: 10 minutes

Temps de cuisson: 30 minutes

Portions: 2

ingrédients

• Nouilles de varech (1 paquet)

• Épinards congelés (1 tasse)

• Edamame décortiqué (.5 tasse)

• Carottes juliennées (.25 tasse)

• Champignons tranchés (.25 tasse)

• La sauce:

• Huile de sésame (1 cuillère à soupe)

• Tamari (2 cuillères à soupe)

• Gingembre moulu (.5 cuillère à café)

• Poudre d'ail (.5 cuillère à café)

• Sriracha (.25 cuillère à café)

Itinéraire:

1. Trempez les nouilles dans l'eau. Bien égoutter.

2.Utilisez le réglage de la température de chaleur moyenne et jessez les fixations de sauce dans une casserole. Ajouter les légumes et chauds.

3.Remuer les nouilles et laisser mijoter pendant deux à trois minutes. Remuer avant de servir.

Nutrition: Calories: 365 Graisse: 21 g Carb: 2 g Protéines: 12 g

Fettuccine Poulet Alfredo

Temps de préparation: 10 minutes

Temps de cuisson: 45 minutes

Portions: 2

ingrédients

• Beurre (2 cuillères à soupe)

• Gousses d'ail hachées (2)

• Basilic séché (.5 cuillère à café)

• Crème lourde (.5 tasse)

• Parmesan râpé (4 cuillères à soupe)

• Le poulet et les nouilles:

• Cuisses de poulet – pas d'os ni de peau (2)

• Huile d'olive (1 cuillère à soupe)

• Miracle Noodles–Fettuccine (1 sac)

• Sel et poivre (comme vous le souhaitez)

Itinéraire:

1. Ajouter le beurre et les clous de girofle dans une grande

casserole pour faire sauter pendant deux minutes. Versez la

crème dans la poêle et laisser mijoter deux minutes supplémentaires.

2.Toss dans une cuillère à soupe du parmesan à la fois. Ajouter le poivre, le sel et le basilic séché. Laisser mijoter pendant 3 à 5 minutes sur le réglage de la température à basse température.

3.Utilisez un maillet pour pilonner le poulet (épaisseur de 1/2 pouce).

4.Réchauffer l'huile dans une poêle en utilisant le réglage à température moyenne. Ajouter et cuire le poulet pendant environ sept minutes de chaque côté. Déchiqueter et mettre de côté.

5.Préparez le paquet de nouilles. Rincez-les et faites bouillir pendant deux minutes dans une casserole d'eau. Combinez les nouilles, la sauce et le poulet râpé. Cuire lentement pendant encore deux minutes et servir.

Nutrition: Calories: 143 Graisse: 23 g Carb: 3 g Protéines: 15 g

Sautez les nouilles de bœuf

Temps de préparation: 10 minutes

Temps de cuisson: 7 minutes

Portions: 3

ingrédients

• Courgettes (.5 tasse)

• Bébé bok choy (1 groupe)

• Fleurons de brocoli (.25 tasse)

• Steak de flanc ou de jupe (8 onces)

• Ginger (bouton de 1 pouce)

• Huile d'avocat/ghee nourri à l'herbe (2 cuillères à soupe divisées)

• Aminos de noix de coco (2 cuillères à café)

Itinéraire:

1.Jeter l'extrémité de la tige hors du bok choy. Spiralize les courgettes en nouilles de 6 pouces. Peler et hacher le gingembre en fines lamures. Trancher le steak contre le grain en fines lanières.

2.In une casserole chauffée, ajoutez une cuillère à soupe d'huile / ghee pour saisir le steak en utilisant le réglage de la température élevée pendant une à deux minutes de chaque côté.

3.Abaissez la température à moyen. Versez le reste de l'huile, du gingembre, du brocoli et des acides aminés de noix de coco dans la poêle. Faire sauter pendant une minute, en remuant fréquemment.

4.Pliez dans le bok choy et continuez à sauter pendant une minute de plus.

5.Mijoter pour atteindre la perfection.

Nutrition: Calories: 154 Graisse: 13 g Carb: 2 g Protéines: 28 g

Salade tricolore d'antipasto au poivron avec olives et thon

Temps de préparation: 5 minutes

Durée de cuisson: 10 minutes

Sert: 4

ingrédients:

- 2 (6 onces) boîtes de thon, égouttées

- 1/2 tasse d'olives noires tranchées

- 1/4 tasse de vinaigrette balsamique (voir ici)

- 1 poivron vert, spiralisé

- 1 poivron jaune, spiralisé

- 1 poivron rouge, spiralisé

- 1/2 tasse de tomates cerises, réduites de moitié

- Sel

- Poivre noir fraîchement moulu

Itinéraire:

1.In un grand bol, mélanger pour combiner le thon et les

olives avec la vinaigrette balsamique. Ajouter les nouilles au poivron et les tomates cerises et mélanger pour combiner.

Assaisonnez de sel et de poivre et servez immédiatement.

Nutrition: Calories 270 Graisse 15g, Protéines 24g, Sodium

603mg, Glucides 1g, Fibre 2g

Goulasch de saucisse avec pâtes à faible teneur en glucides

Temps de préparation: 10 minutes

Temps de cuisson: 7 minutes

Portions: 4

ingrédients

- Nouilles Shirataki ziti (paquet de 7 onces)

- Poudre d'oignon (.5 cuillère à café)

- Gousses d'ail (2 hachées)

- Saucisse en vrac (1 livre)

- Tomates en dés (boîte de 14,5 onces)

- Céleri haché (.25 tasse)

- Stevia (1 paquet)

- Sel (1 cuillère à café)

- Poudre de chili (1 cuillère à café)

Itinéraire:

1.Égouttez les nouilles, faites tremper dans l'eau pendant 5 minutes et égouttez à nouveau. Enfin, faites frire dans une poêle sèche jusqu'à ce que les nouilles aient l'impression de coller à la poêle.

2.Cuire la saucisse, la poudre d'oignon et l'ail jusqu'à ce qu'ils soient dorés.

3.Égouttez la graisse au besoin. Ajoutez le reste des fixations.

4.Laisser mijoter couvert pendant environ 20 minutes. Remuez souvent.

Nutrition: Calories: 354 Graisse: 32 g Carb: 4 g Protéines: 23 g

Bacon croustillant et nouilles à la sauge Carbonara

Temps de préparation: 10 minutes

Temps de cuisson: 25 minutes

Portions: 3

ingrédients

• Courge ou citrouille noyer cendré (1 tasse)

• Chou-fleur (2 tasses) Bacon biologique coupé en dés (1-1,5 tasses)

• nouilles–nouilles de courgettes (3 tasses)

• Curcuma (.25 à .5 cuillère à café)Sel (comme vous le souhaitez)

• Beurre ou ghee nourri à l'herbe (2-3 cuillères à soupe)

• Bouillon d'eau filtré/d'os de poulet (.25 tasse)

• Feuilles de sauge fraîches (1 poignée)

Itinéraire:

1.Cuire à la vapeur la courge / citrouille et le chou-fleur dans une casserole jusqu'à ramollissement.

2.Dés et jetez le bacon dans une poêle et faites frire jusqu'à ce qu'il soit croustillant.

3.Lorsque le bacon est prêt, retirez-le de la poêle. Placer sur un plat doublé de papier à égoutter. Laissez la graisse dans la poêle.

4.Faites sauter les feuilles de sauge dans la graisse de bacon jusqu'à ce qu'ils soient bien brunis et croustillants. Transférer les feuilles dans l'assiette avec le bacon.

5.Lancer les nouilles dans une casserole et cuire à la vapeur pendant quelques minutes.

6.Combinez le chou-fleur, la courge / citrouille cuite, le curcuma, le beurre / ghee, le sel et deux cuillères à soupe du bouillon dans un robot culinaire. Pulser jusqu'à consistance lisse et crémeuse. Continuez à ajouter des cuillères d'eau / bouillon pour atteindre la consistance de sauce souhaitée.

7.Lorsque les nouilles sont prêtes, placez-les sur deux plateaux de service.

8.Versez la sauce crémeuse sur le dessus, en ajoutant une saupoudrage des morceaux de bacon et des feuilles de sauge croustillantes.

9.Servez et profitez immédiatement.

Nutrition: Calories: 265 Graisse: 25 g Carb: 3 g Protéines: 21 g

Spaghetti à faible teneur en glucides &Fettuccine

Temps de préparation: 2 minutes

Durée de cuisson: 3 minutes

Portions: 1

ingrédients:

• Trois (3) gousses d'ail haché

• Deux (2) cuillères à soupe de beurre

• Deux (2) courgettes moyennes

• Un quart de cuillère à café de sel au goût

• Un quart de cuillère à café de poivre

• Un quart de tasse de parmesan

Itinéraire:

1.Lavez vos courgettes puis coupez-les en brins à l'aide d'un spiralizer ou d'un éplucheur de légumes, puis mettez-la de côté. Si c'est bien fait, vos courgettes devraient sortir comme des brins de spaghetti. Je veux dire, c'est le point non?

2.Mettez une grande casserole à feu moyen. Mettez le beurre pour le faire fondre, puis ajoutez l'ail haché. Faire frire l'ail jusqu'à ce qu'il commence à apparaître translucide. Si vous savez que vous avez une affinité pour brûler des choses, s'il vous plaît soyez attentif afin que l'ail ne soit pas brûlé.

3.Ajoutez vos brins de courgettes et faites-les frire pendant trois minutes. Assurez-vous de goûter vos brins de nouilles pour vérifier à quel point ils sont tendres car les courgettes cuisinent très vite. Essayez de ne pas « goûter » jusqu'à ce qu'il se termine.

4.Faites tomber la poêle, ajoutez du sel, du poivre et du parmesan, remuez jusqu'à ce qu'ils se combinent bien et servez..

Nutrition: Calories: 100 Graisse totale: 4g Glucides: 4g Protéines: 4g

Nouilles de courgettes cuites au four avec Feta

Temps de préparation: 10 minutes

Temps de cuisson: 25 minutes

Portions: 3

ingrédients

• Courgettes spiralées (2)

• Tomate prune casernée (1)

• Fromage feta (8 cubes)

• Poivre et sel (1 cuillère à café de chaque)

• Huile d'olive (1 c. à soupe)

Itinéraire:

1. Graissez légèrement une poêle à rôtir avec un spritz d'huile de cuisson.

2. Réglez la température du four à 375 Fahrenheit.

3.Tranchez les nouilles avec un spiralizer et ajoutez l'huile d'olive, les tomates, le poivre et le sel.

4.Cuire le plat de nouilles pendant 10 à 15 minutes. Transférer du four et ajouter les cubes de fromage, en les jetant pour combiner. servir.

Nutrition: Calories: 354 Graisse: 32 g Carb: 5 g Protéines: 19g

Crevette Pad Thai et Shirataki Nouilles

Temps de préparation: 10 minutes

Temps de cuisson: 7 minutes

Portions: 3

ingrédients

• Nouilles Shirataki fettuccini (2 paquets–7 onces chacun)

• Crevettes sauvages de taille moyenne (18)

• Œufs au pâturage (2)

• Cerveau Octane Huile-divisé (1.5 cuillères à soupe)

• Aminos de noix de coco (2 cuillères à soupe)

• Citron vert (1 jus et divisé)

• Beurre de noix de cajou (1 cuillère à café)

• Ail (1 gousse)

• Poivron rouge broyé (.25 cuillère à café)

• Coriandre (.25 tasse)

• Oignons verts (2)

• Sel de mer

• Facultatif pour la garniture: Noix de cajou (4 broyées)

Itinéraire:

1.Hacher finement l'ail et les oignons.

2.Préparez les nouilles shirataki en suivant les instructions de l'emballage (rinçage pendant 15 secondes, ébullition pendant 2 minutes dans une casserole d'eau et vidange des nouilles. Placez-les dans une poêle sèche sans huile à feu moyen et « faites-les rôtir à sec » pendant une minute). Mettre de côté pour l'instant.

3.Combinez le beurre de noix de cajou, les 3/4 d'une cuillère à soupe de l'huile Brain Octane, l'ail, les acides aminés de noix de coco, la moitié du jus de citron vert et le poivron rouge broyé dans un petit récipient de mélange. réserver.

4.Préparez une grande poêle (feu moyen). Remuez les 3/4 dernières cuillères à soupe d'huile, de crevettes et une pincée de sel de mer. Laisser mijoter pendant environ 1,5 à 2 minutes de chaque côté.

5.Fouetter les œufs et les répandre dans la poêle sur le côté de la crevette. Cuire les œufs en une mêlée douce (1 minute).

6.Ajouter le mélange de sauce, les nouilles, la coriandre et les oignons verts. Larsez bien. Chauffer jusqu'à ce qu'il soit réchauffé.

7.To finition, arrosez le reste du jus de citron vert sur la poêle et ajustez les assaisonnements comme vous le souhaitez.

8.Garnir de noix de cajou écrasées avant de servir.

Nutrition: Calories: 354 Graisse: 32 g Carb: 4 g Protéines: 23 g

Bol végétalien de curry rouge d'arachide d'inspiration thaïlandaise

Temps de préparation: 10 minutes

Temps de cuisson: 7 minutes

Portions: 3

ingrédients

- Huile de sésame (1 cuillère à café)

- Nouilles Shirataki (paquet de 8 onces)

- Beurre d'arachide non humidé (2 cuillères à soupe)

- Tamari à faible teneur en sodium (2 cuillères à café)

- Pâte de curry rouge thaïlandais (2-3 cuillères à café)

- Gingembre râpé (.25 cuillère à café)

- Edamame frais (.25 tasse)

- Jus de citron vert frais (1 cuillère à café)

Itinéraire:

1.Rincez et égouttez soigneusement les nouilles et ajoutez-les à une poêle à frire en utilisant le réglage à température moyenne-basse. Cuire jusqu'à ce que les nouilles soient pour la plupart sèches.

2.Incorporer la pâte de curry, le tamari, le beurre d'arachide, l'huile de sésame, le gingembre râpé et les poivrons. Remuez jusqu'à ce que la sauce se forme et que tout soit uniformément enrobé.

3.Laisser mijoter pendant environ trois à cinq minutes de plus ou jusqu'à ce que les poivrons se ramollissent et que tout soit chauffé.

4.Transférer le curry chaud dans un bol et le dessus avec edamame et autres garnitures souhaitées.

Nutrition: Calories: 324 Matières grasses,: 16 g Carb1 2 g Protéines: 13 g

Pâtes de fruits de mer japonaises Keto

Temps de préparation: 5 minutes

Durée de cuisson: 10 minutes

Portions: 2

ingrédients:

- Deux (2) gousses d'ail

- Trois (3) cuillères à soupe de crème lourde

- Un demi-oignon (en dés)

- Une demi-tasse de jus de palourdes

- Une cuillère à café de sauce soja

- Une cuillère à soupe de beurre salé

- Un paquet de nouilles Shirataki

- Un quart de cuillère à café de poivre noir

- Une cuillère à soupe de Kewpie mayo

- Deux (2) cuillères à soupe de vin blanc

- Mélange de fruits de mer congelés (de préférence crevettes,

palourdes et pétoncles de baie)

Itinéraire:

1.Si votre mélange de fruits de mer est congelé, décongelez-le jusqu'à ce qu'il soit complètement fondu.

2.Faire bouillir une eau.

3.Filtrer les nouilles shirataki pour se débarrasser du liquide préemballé.

4.Run les nouilles sous l'eau froide, mettre dans un bol puis mettre de côté.

5.Dés les oignons et l'ail puis mis de côté.

6.Mettez la sauce soja, le kewpie mayo et la crème lourde dans un petit bol, puis mélangez jusqu'à ce qu'ils soient complètement combinés, puis mettez de côté.

7.Attachez dans les nouilles shirataki et faites cuire pendant 2-3 minutes (c'est principalement pour enlever le goût du liquide préemballé des nouilles)

8.Filtrer les nouilles et mettre de côté.

9.Faites frire les oignons jusqu'à ce qu'ils commencent à brunir.

10. Ajouter du vin blanc, un mélange de fruits de mer, du jus de palourde et de l'ail et cuire, en remuant jusqu'à ce que les fruits de mer sont complètement cuits et que le liquide dans la poêle sèche.

11. Verser dans la sauce de l'étape 5 et réduire le feu à basse température. Remuer le mélange jusqu'à ce qu'il soit complet et laisser cuire une minute de plus.

12. Versez la sauce sur les nouilles shirataki et dégustez!

Nutrition: Calories: 325 Graisse totale: 11g Glucides: 4g Protéines: 14g

KETO CHAFFLE

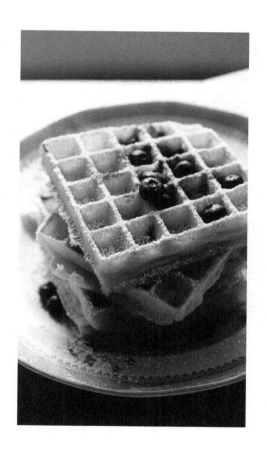

Poulet Chiches chaffles

Temps de préparation: 5 minutes

Temps de cuisson: 10 minutes

Portions: 2

ingrédients:

- Fromage provolone (râpé) – 1 tasse

- Œufs – 2

- Tête de beurre Laitue (facultatif) – 2 feuilles

- Ketchup (sans sucre) – 2 cuillères à soupe

- Sauce soja – 1 cuillère à soupe

- Sauce Worcestershire/Worcester – 2 cuillères à soupe

- Fruit de moine / embardée - 1 cuillère à café

- Cuisse de poulet (désossée) – 2 pièces

- Farine de pois chiches – 3/4 tasse

- Sel (comme vous le souhaitez)

- Œufs – 1

- Poivre noir – (comme vous le souhaitez)

- Huile de cuisson végétale – 2 tasses

- Couennes de porc – 3 oz

- Sel – 1 cuillère à soupe

- Eau – 2 tasses

Itinéraire:

1.Faire bouillir le poulet pendant 30 min puis le tapoter sec

2.Ajouter du poivre noir et du sel au poulet

3.Mélanger la sauce soja, la sauce Worcestershire, le ketchup et le Swerve / Monkfruit dans un bol, puis mettre de côté

4.Broyer les croûtes de porc en miettes fines

5.In bols séparés, ajoutez la farine de pois chiches, les œufs battus et le porc broyé, puis enrobez vos morceaux de poulet en utilisant ces ingrédients dans leur ordre indiqué

6.Faire frire le poulet enrobé jusqu'à ce qu'il soit doré

7.Gaufrier préchauffage et graisse

8.Mélanger les œufs et le fromage Provolone ensemble dans un bol

9.Verser dans la gaufière et cuire jusqu'à ce que croquant

10.Lavez et séchez les laitues vertes

11.Tartinez les sauces préalablement préparées sur un chaffle, placez un peu de laitue, un katsu de poulet puis ajoutez un autre chaffle

Nutrition: Calories: 125 Graisse: 7g Carb: 1 g Protéines: 5g

Bacon Provolone Chaffles

Temps de préparation: 5 minutes

Temps de cuisson: 15 minutes

Portions: 2

ingrédients:

- Fromage provolone (râpé) – 1 tasse

- Œufs – 2

- Oignon vert (en dés) – 1 c. à soupe

- Assaisonnement italien – 1/2 cuillère à café

- Bacon – 4 bandes

- Tomate (tranchée) - 1

- (c) Laitue à tête de beurre – 2 feuilles

- Mayo – 2 cuillères à soupe

Itinéraire:

1. Fabricant de gaufres préchauffage et graisse

2. Mélanger tous les ingrédients dans un bol

3. Verser le mélange sur la plaque à gaufres et répartir uniformément

4.Cuire jusqu'à ce que croquant puis laisser refroidir pendant

une minute

5.Servir avec de la laitue à tête de beurre, de la tomate et de la

mayo

Nutrition: Calories 115 Graisse 7.3g Protéines 1.4g Glucides:

4g

Croquants Fromages Chaffles à fromage Provolone

Temps de préparation: 5 minutes

Temps de cuisson: 5 minutes

Portions: 2

ingrédients:

- Fromage Provolone – 1/2 tasse

- Œufs – 1

- Miettes de pain – 1/2 tasse

- Jus de cornichon – 1 cuillère à soupe

- Tranches de cornichon – 8

Itinéraire:

1.Fer à gaufre préchauffé

2.Mélanger les ingrédients ensemble et verser une fine couche sur du fer à gaufre

3.Ajouter des tranches de cornichon égouttées

4.Top avec le mélange restant et cuire jusqu'à ce que croustillant

Nutrition: Calories 252 Graisse totale 17,3 g Glucides totaux

3,2 g Sucre 0,3 g Fibre 1,4 g Protéines 5,2 g

Pancetta Chaffles

Temps de préparation: 12 minutes

Temps de cuisson: 30 minutes

Portions: 4

ingrédients:

• Morsures de Pancetta (comme vous le souhaitez)

•Fromage cheddar – 1 1/2 tasses

Itinéraire:

1.Fer à gaufre préchauffé

2.Mélanger tous les ingrédients dans un bol

3.Fer à gaufre légèrement graisseuse

4.Verser le mélange et cuire jusqu'à ce que croustillant

Nutrition: Calories: 321 Graisse: 3 g Carb: 3 g Protéines: 15 g

Pecorino Romano. Paillettes

Temps de préparation: 5 minutes

Temps de cuisson: 5 minutes

Portions: 2

ingrédients:

• Cheddar – 1/3 tasse

• Pecorino Romano – 1/3 tasse

• Œufs – 1

• Levure chimique – 1/4 cuillère à café

• Graines de lin (moulues) – 1 cuillère à café

• Olive (tranchée) – 6 à 8

Itinéraire:

1. Ajouter du fromage cheddar, des graines de lin, des œufs et de la levure chimique dans un bol et mélanger

2. Déchiqueter le demi-fromage Pecorino Romano sur du fer à gaufre et une plaque à graisse légère

3. Verser le mélange et compléter avec des olives et du fromage Pecorino Romano restant

4.Cuire jusqu'à ce que croustillant

Nutrition: Calories 252 Graisse totale 17,3 g Glucides totaux

3,2 g Sucre 0,3 g Fibre 1,4 g Protéines 5,2 g

Gombo-Cheddar Chaffles

Temps de préparation: 5 minutes

Temps de cuisson: 15 minutes

Portions: 6

ingrédients:

• Gombo – 1 médium

• Œufs – 1

• Fromage cheddar – 1 1/2 tasses

Itinéraire:

1. Faire bouillir le gombo pendant 15 min puis mélanger

2. Préchauffer le fer à gaufre

3. Mélangez les ingrédients énumérés dans un bol

4. Graisser le fer à gaufre, verser le mélange et cuire jusqu'à ce que croustillant

Nutrition: Calories 136 Graisse totale 10,7 g Glucides totaux 1,2 g Sucre 1,4 g Fibre 0,2 g Protéine 0,9

MAIN, SIDE &VEGETABLE

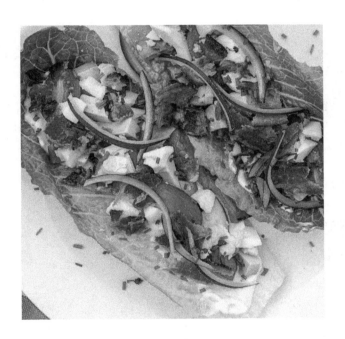

Côtelettes de porc épicées

Temps de préparation: 4 heures et 10 minutes

Temps de cuisson: 15 minutes

Portions: 2

ingrédients:

- 1/4 tasse de jus de citron vert 2 côtelettes de porc

- 1/2 cuillère à soupe d'huile de coco, fondue

- 1/2 gousses d'ail, pelées et hachées

- 1/2 cuillère à soupe de poudre de piment

- 1/2 cuillère à café de cannelle moulue

- cumin cuillère à café

- Sel et poivre au goût

- 1/4 cuillère à café de sauce piment

- Mangue tranchée

Itinéraire:

1.Prenez un bol et mélangez dans le jus de citron vert, l'huile, l'ail, le cumin, la cannelle, la poudre de piment, le sel, le poivre, la sauce au piment. Fouettez bien.

2.Ajouter des côtelettes de porc et de larcher. Gardez-le sur le côté et laissez-le réfrigérer pendant 4 heures.

3.Préchauffez votre gril à moyen et transférez les côtelettes de porc sur le gril préchauffé. Griller pendant 7 minutes, retourner et cuire pendant 7 minutes de plus.

4.Diviser entre les plateaux de service et servir avec des tranches de mangue. jouir!

Nutrition: Calories: 200 Graisse: 8g Glucides: 3g Protéines: 26g Fibres: 1g Glucides nets: 2g

Purée de brocoli attrayante

Temps de préparation: 15 minutes

Temps de cuisson: 5 minutes

Portions: 6

ingrédients:

- Fleurons de brocoli de 16 oz

- C. eau

- c. jus de citron frais

- c. beurre ramolli, ramollis

- 1 c. à thé d'ail haché

- Sel et poivre noir fraîchement moulu, au goût

Itinéraire:

1. In une casserole moyenne, ajouter le brocoli et l'eau à feu moyen et cuire environ 5 minutes.

2. Égouttez bien le brocoli et transférez-le dans un grand bol

3. In le bol de brocoli, ajouter le jus de citron, le beurre et l'ail et avec un mélangeur d'immersion jusqu'à consistance lisse.

4. Assaisonnez avec du sel et du poivre noir et servez.

Nutrition: Calories 32; Glucides: 5,1 g; Protéines: 2g; Graisse: 0,9 g; Sucre: 1,3 g; Sodium: 160mg; Fibre: 2g

Œufs avec des verts

Temps de préparation: 5 minutes

Durée de cuisson: 10 minutes

Portions: 2

ingrédients:

• 3 c. à soupe de persil haché

• 3 c. à soupe de coriandre hachée

• 1/4 c. à thé de poivre de Cayenne

• 2 œufs

• beurre à soupe, non salé

• Assaisonnement:

• 1/4 c. à thé de sel

• 1/8 c. à thé de poivre noir moulu

Itinéraire:

1.Prenez une poêle moyenne, placez-la à feu moyen-doux, ajoutez du beurre et attendez qu'elle fonde.

2.Ajoutez ensuite le persil et la coriandre, assaisonnez de sel et de poivre noir, remuez jusqu'à mélange et faites cuire pendant 1 minute.

3.Faites deux espaces dans la casserole, craquez un œuf dans chaque espace, puis saupoudrez de poivre de Cayenne, couvrez la casserole avec le couvercle et faites cuire pendant 2 à 3 minutes jusqu'à ce que les jaunes d'œufs aient été réglés.

4.Servir.

Nutrition: 135 Calories; 11,1 g Graisses; 7,2 g de protéines; 0,2 g de glucides nets; 0,5 g fibre;

Chou de Bruxelles zesty

Temps de préparation: 15 minutes

Temps de cuisson: 15 minutes

Portions: 2

ingrédients:

- 1/2 lb de choux de Bruxelles frais, parés et réduits de moitié
- 2 c. huile d'olive
- 2 petites gousses d'ail, hachées
- 1/2 c. flocons de poivron rouge, broyés
- Sel et poivre noir fraîchement moulu, au goût
- c. jus de citron frais
- tsp. zeste de citron frais, râpé finement râpé

Itinéraire:

1.Disposez un panier à vapeur sur une grande casserole d'eau bouillante.

2.Placez les asperges dans le panier à vapeur et la vapeur, couverte pendant environ 6-8 minutes.

3.Retirer du feu et bien égoutter les asperges.

4.In une grande poêle, chauffer l'huile à feu moyen et faire sauter les flocons d'ail et de poivron rouge pendant environ 1 minute.

5.Incorporer les choux de Bruxelles, saler et poivre noir et faire sauter pendant environ 4-5 minutes.

6.Incorporer le jus de citron et faire sauter pendant environ 1 minute de plus.

7.Retirer du feu et servir chaud avec la garniture du zeste de citron.

Nutrition: Calories: 116; Glucides: 11g; Protéines: 4,1 g; Graisse: 7,5g; Sucre: 2,5 g; Sodium: 102mg; Fibre: 4.4g

Pâtes Orecchiette au Brocoli &Tofu

Temps de préparation: 10 minutes

Temps de cuisson: 15 minutes

Portions: 4

ingrédients:

- (9 oz.) pack orecchiette

- 16 oz de brocoli, grossièrement haché

- gousses d'ail

- c. huile d'olive

- c. tofu râpé

- Sel et poivre noir au goût

Itinéraire:

1.Placez l'orecchiette et le brocoli dans votre pot instantané. Couvrir d'eau et sceller le couvercle. Cuire à haute pression pendant 10 minutes. Faites une libération rapide.

2.Égoutter le brocoli et l'orecchiette. réserver. Chauffer l'huile d'olive en mode Sauté. Faire sauter l'ail pendant 2 minutes. Incorporer le brocoli, l'orecchiette, le sel et le poivre. Cuire 2 minutes de plus. Appuyez sur Annuler et remuez dans du tofu râpé, pour servir.

Nutrition: Calories: 192 kcal Protéines: 7,08 g Graisses: 12,6 g Glucides: 16,93 g

Œufs au plat avec du chou frisé et du bacon

Temps de préparation: 5 minutes

Temps de cuisson: 15 minutes

Portions: 2

ingrédients:

- 4 tranches de bacon de dinde haché

- bouquet de chou frisé, haché

- oz de beurre, non salé

- œufs

- 2 c. à soupe de noix hachées

- Assaisonnement:

- 1/3 c. à thé de sel

- 1/3 c. à thé de poivre noir moulu

Itinéraire:

1.Prenez une poêle, placez-la à feu moyen, ajoutez-y les deux

tiers du beurre, laissez-la fondre, puis ajoutez du chou frisé, passez au feu moyen-élevé et faites cuire pendant 4 à 5 minutes jusqu'à ce que les bords soient devenus brun doré.

2.Une fois terminé, transférer le chou frisé dans une assiette, mettre de côté jusqu'à ce que nécessaire, ajouter du bacon dans la poêle et cuire pendant 4 minutes jusqu'à ce qu'il soit croustillant.

3.Retournez le chou frisé dans la poêle, ajoutez les noix, remuez jusqu'à mélange et faites cuire pendant 2 minutes jusqu'à ce qu'il soit bien réchauffé.

4.Transférer le chou frisé dans le bol, ajouter le beurre restant dans la poêle, casser les œufs dans la poêle et les faire frire pendant 2 à 3 minutes jusqu'à ce qu'ils ne le fassent pas au niveau souhaité.

5.Répartir le chou frisé entre deux assiettes, ajouter des œufs au plat sur le côté, saupoudrer de sel et de poivre noir, puis servir.

Nutrition: 525 Calories; 50 g de graisses; 14,4 g de protéines; 1,1 g de glucides nets; 2,8 g de fibres;

Poitrines de poulet farcies

Temps de préparation: 30 minutes

Temps de cuisson: 30 minutes

Portions:4

ingrédients:

• cuillère à soupe de beurre

• 1/4 tasse d'oignon doux haché

• 1/2 tasse de fromage de chèvre, à température ambiante

• 1/4 tasse d'olives Kalamata, hachées

• 1/4 tasse de poivron rouge rôti haché

• cuillères à soupe de basilic frais haché

• (5 onces) poitrines de poulet, avec peau

• 2 cuillères à soupe extra vierges huile d'olive

Itinéraire:

1.Préchauffer le four à 400 ° F.

2.In une petite poêle à feu moyen, faites fondre le beurre et ajoutez l'oignon. Faire sauter jusqu'à tendreté, environ 3 minutes.

3.Transférer l'oignon dans un bol moyen et ajouter le fromage, les olives, le poivron rouge et le basilic. Remuer jusqu'à ce qu'il soit bien mélangé, puis réfrigérer pendant environ 30 minutes.

4.Coupez les poches horizontales dans chaque poitrine de poulet et farcissez-les uniformément avec la garniture. Fixez les deux côtés de chaque sein avec des cure-dents.

5.Placez une grande poêle étanche au four à feu moyen-vif et ajoutez l'huile d'olive.

6.Dorer le poulet des deux côtés, environ 10 minutes au total.

7.Placez la poêle au four et rôtissez-la jusqu'à ce que le poulet soit juste cuit, environ 15 minutes. Retirez les cure-dents et servez.

Nutrition: Calories: 389 Graisse: 30g Protéines: 25g Glucides: 3g Fibres: 0g

Chaffle épicé avec Jalapeno

Temps de préparation: 5 minutes

Temps de cuisson: 10 minutes;

Portions: 2

ingrédients:

• 2 c. à thé de farine de noix de coco

• 1/2 c. à soupe de poivre jalapeno haché

• 2 c. à thé de fromage à la crème

• oeuf

• oz de fromage mozzarella râpé

• Assaisonnement:

• 1/4 c. à thé de sel

• 1/8 c. à thé de poivre noir moulu

Itinéraire:

1.Allumez un mini gaufrier et laissez-le préchauffer pendant 5 minutes.

2.Pendant ce temps, prenez un bol moyen, placez-y tous les ingrédients, puis mélangez à l'aide d'un mélangeur à immersion jusqu'à consistance lisse.

3.Louchez la pâte uniformément dans le gaufrier, fermez-la avec un couvercle et laissez cuire pendant 3 à 4 minutes jusqu'à ce qu'elle soit ferme et dorée.

4.Servir.

Nutrition: 153 Calories; 10,7 g Graisses; 11,1 g de protéines; 1 g de Carb net; 1 g de fibres;

SOUPE ET RAGOÛTS

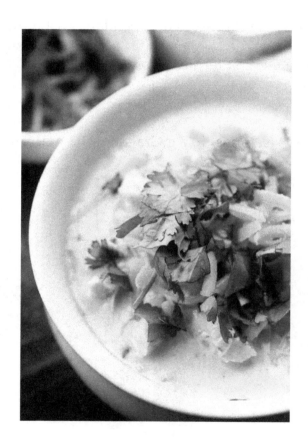

Soupe végétarienne à l'ail, à la tomate et à l'oignon

Temps de préparation: 15 minutes

Temps de cuisson: 30 minutes

Portions: 6

ingrédients:

- 6 tasses de bouillon de légumes

- 1/2 tasse de lait de coco non sucré gras

- 11/2 tasses de tomates en dés en conserve

- oignon jaune haché

- gousses d'ail hachées

- cuillère à café d'assaisonnement italien

- feuille de laurier

- Pincement de sel &poivre, au goût

- Basilic frais, à servir

Itinéraire:

1.Ajouter tous les ingrédients moins le lait de coco et le basilic frais à un stockpot à feu moyen et porter à ébullition. Réduire à mijoter et cuire pendant 30 minutes.

2.Retirez la feuille de laurier, puis utilisez un mélangeur à immersion pour mélanger la soupe jusqu'à consistance lisse. Incorporer le lait de coco.

3.Garnir de basilic frais et servir.

Nutrition: Calories: 104 Glucides: 6g Fibres: 1g Glucides nets: 5g Graisse: 7g Protéines: 6g

sauce piquante

Temps de préparation: 15 minutes

Temps de cuisson: 15 minutes

Portions: 40

ingrédients:

- cuillère à soupe d'huile d'olive

- tasse de carotte, pelée et hachée

- 1/2 tasse d'oignon jaune, haché

- 5 gousses d'ail, hachées

- 6 poivrons habanero, à tiges

- tomate hachée

- 1 cuillère à soupe de zeste de citron frais

- 1/4 tasse de jus de citron frais

- 1/4 tasse de vinaigre balsamique

- 1/4 tasse d'eau

- Sel et poivre noir moulu, au besoin

Itinéraire:

1. Chauffer l'huile dans une énorme casserole à feu moyen et cuire la carotte, l'oignon et l'ail pendant environ 8 à 10 minutes, en remuant fréquemment.

2. Retirez la casserole du feu et laissez-la refroidir légèrement.

3. Placez le mélange d'oignons et les ingrédients restants dans un robot culinaire et pulsez jusqu'à consistance lisse.

4. Retournez le mélange dans la même casserole à feu moyen-doux et faites mijoter pendant environ 3-5 minutes, en remuant de temps en temps.

5. Retirez la casserole du feu et laissez-la refroidir complètement.

6. Vous pouvez conserver cette sauce au réfrigérateur en la plaçant dans un récipient hermétique.

Nutrition: Calories: 9 Glucides nets: 1g Glucides: 1.3g Fibres: 0.3g Protéines: 0.2g Graisse: 0.4g Sucre: 0.7g Sodium: 7mg

Carotte, Gingembre &Soupe de curcuma

Temps de préparation: 15 minutes

Temps de cuisson: 40 minutes

Portions: 8

ingrédients:

• 6 tasses de bouillon de légumes

• 1/4 tasse de lait de coco gras non sucré

• Carottes de 3/4 livre, pelées et hachées

• 2 cuillères à café de gingembre râpé

• cuillère à café de curcuma moulu

• oignon jaune doux, haché

• gousses d'ail hachées

• Pincée de sel de mer &poivre, au goût

Itinéraire:

1.Ajouter tous les ingrédients moins le lait de coco à un

stockpot à feu moyen et porter à ébullition. Réduire à mijoter

et cuire pendant 40 minutes ou jusqu'à ce que les carottes

soient tendres.

2.Utilisez un mélangeur à immersion et mélangez la soupe jusqu'à consistance lisse. Incorporer le lait de coco.

3.Profitez tout de suite et congelez tous les restes.

Nutrition: Calories: 73 Glucides: 7g Fibre: 2g Glucides nets: 5g Graisse: 3g Protéines: 4g

Sauce jalapeno verte

Temps de préparation: 5 minutes

Temps de cuisson: 0 minutes

Portions: 1

ingrédients:

- 1/2 avocat

- grand jalapeno

- tasse de coriandre fraîche

- cuillères à soupe extra virgin Huile d'olive

- cuillères à soupe d'eau

- Eau

- 1/2 cuillère à café de sel

Itinéraire:

1. Ajouter tous les ingrédients dans un mélangeur.

2. Mélanger jusqu'à consistance lisse et crémeuse.

3. Servez et profitez.

Nutrition: Calories: 407 Graisse: 42g Glucides: 10g Protéines: 2.4g

Soupe au chou de bœuf

Temps de préparation: 10 minutes

Temps de cuisson: 20 minutes

Portions: 8

ingrédients:

• 2 c. à soupe. huile d'olive

• grand oignon

• lb. Steak de filet ribeye

• tige Céleri

• grosses carottes

• 1 petit chou vert

• gousses Ail

• 6 tasses Bouillon de bœuf

• c. à soupe + plus pour servir du persil haché frais

• c.f. Thym séché / romarin / basilic &origan

• c.f. Poudre d'oignon/ail

• Poivre noir fraîchement craqué et sel (comme vous le

souhaitez)

Itinéraire:

1.Hachez l'ail et hachez l'oignon, le céleri et les carottes. Hachez le chou en morceaux de la taille d'une bouchée. Coupez le steak de toute la graisse visible. Couper en morceaux d'un pouce.

2.Chauffer l'huile dans un grand pot en utilisant le réglage de température de chaleur moyenne.

3.Toss dans la viande coupée. Sear jusqu'à brunissement. Jessez dans les oignons et faites sauter jusqu'à ce qu'ils soient transparents (3-4 min.).

4.Mélanger dans le céleri et les carottes, bien mélanger pendant environ 3-4 minutes.

5.Pliez dans le chou et faites sauter cinq minutes supplémentaires. Mélanger dans l'ail et faire sauter pendant une minute de plus, en mélangeant toutes les fixations.

6.in le bouillon, les herbes séchées, le persil et la poudre d'oignon ou d'ail, en mélangeant bien. Laisser mijoter et réduire la chaleur à un niveau peu. Couvrir avec un dessus.

7.Laisser mijoter jusqu'à ce que le chou et les carottes soient ramollis (10 à 15 min.). Mélangez le sel, le poivre et les herbes séchées supplémentaires, comme vous le souhaitez. Servir chaud.

Nutrition: Calories: 177 Glucides nets: 4 g Teneur totale en matières grasses: 11 g Protéines: 12 g

dessert

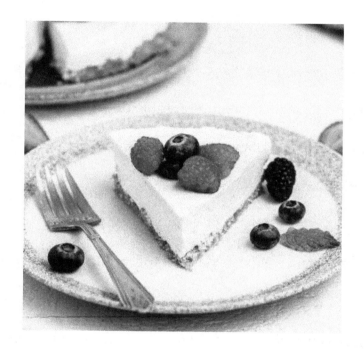

Cookies de pistache

Temps de préparation: 10 minutes

Temps de cuisson: 25 minutes

Portions: 8

ingrédients:

•3/4 tasse (4 oz) de pistaches décortiquées

•2 c. à thé + 1 tasse d'édulcorant granulé de stévia

•1 2/3 tasse de farine d'amande ou de farine d'amande

•2 œufs, bien battus

Itinéraire:

1.Ajouter la pistache et la stévia à un robot culinaire et pulser jusqu'à ce qu'il soit finement broyé.

2.Mélange de pistache avec de la farine d'amande ou de la farine dans un bol.

3.Ajouter les œufs et bien fouetter jusqu'à ce qu'ils sont combinés.

4.Réfrigérer ce mélange pendant 8 heures ou pendant la nuit.

5.Laissez votre four se préchauffer à 325 degrés F.

6.Couchez une feuille de biscuits avec du papier ciré, puis utilisez une cuillère ou une cuillère pour ajouter la pâte à biscuits à la cuillère à papier par cuillère.

7.Cuire-les au four pendant 25 minutes jusqu'à ce qu'ils brunissent légèrement.

8.Laissez-les refroidir puis servir.

Nutrition: Calories 174 Graisse totale 12.3 G Glucides 4.5 G Fibre 0.6 G Sucre 1.9 G Protéine 12 G

Biscuits au beurre d'amande

Temps de préparation: 5 minutes

Temps de cuisson: 12 minutes

Portions: 14

ingrédients:

• 1 tasse de beurre d'amande lisse

• 4 c. à soupe de poudre de cacao non sucrée

• 1/2 tasse d'édulcorant érythritol granulé

• 1/4 tasse de pépites de chocolat sans sucre

• 1 gros œuf

• 3 c. à soupe de lait d'amande non sucré, si nécessaire

Itinéraire:

1. Préchauffez votre four à 350 degrés F.

2. Fouetter le beurre d'amande avec un édulcorant granulé, un œuf et de la poudre de cacao dans un bol avec une fourchette. Ajouter 3 c. à soupe de lait d'amande si le mélange est trop friable.

3.Fold dans des pépites de chocolat puis faire des boules de biscuits de 6 centimètresround à partir de celui-ci.

4.Placez les boules sur une plaque à pâtisserie doublée de papier parchemin.

5.Cuire-les au four pendant 12 minutes puis laissez-les refroidir.

6.Profitez-en.

Nutrition: Calories 77.8 Graisse totale 7.13 g Glucides totaux 0.8 g Sucre 0.2 g Fibre 0.3 g Protéines 2.3 g

Biscuits à la noix de macadamia

Temps de préparation: 10 minutes

Temps de cuisson: 15 minutes

Portions: 12

ingrédients:

• 1/2 tasse de beurre fondu

• 2 c. à soupe de beurre d'amande

• 1 œuf

• 1 1/2 tasse de farine d'amande

• 2 c. à soupe de poudre de cacao non sucrée

• 1/2 tasse d'édulcorant érythritol granulé

• 1 c. à thé d'extrait de vanille

• 1/2 c. à thé de bicarbonate de soude

• 1/4 tasse de noix de macadamia hachées

• Pincement de sel

Itinéraire:

1.Préchauffez votre four à 350 degrés F.

2.Fouetter tous les ingrédients bien dans un bol avec une

fourchette jusqu'à consistance lisse.

3.Couchez une feuille de biscuits avec du papier ciré et

déposez la pâte dessus, pelle par cuillère.

4.Aplatir chaque pelle en rond de 1,5 pouce de large.

5.Faites-les cuire pendant 15 minutes puis laissez-les refroidir.

6.Profitez-en.

Nutrition: Calories 114 Graisse totale 9,6 g Glucides totaux 3,1

g Sucre 1,4 g Fibre 1,5 g Protéines 3,5 g

Cookies Oreo bourré

Temps de préparation: 5 minutes

Temps de cuisson: 12 minutes

Portions: 8

ingrédients:

•1 1/3 tasse de farine d'amande

•6 c. à soupe de poudre de cacao

•2 c. à soupe de poudre de cacao noir

•3/4 c. à thé de sel casher

•1/2 c. à thé de gomme xanthane

•1/2 c. à thé de bicarbonate de soude

•1/4 c. à thé de poudre d'expresso

•5 1/2 c. à soupe de beurre

•8 c. à soupe d'érythritol

•1 œuf

•Pour le remplissage de crème vanille

•4 c. à soupe de beurre nourri à l'herbe

•1 c. à soupe d'huile de coco

•1 1/2 c. à thé d'extrait de vanille

•Pincez le sel casher

•1/2 - 1 tasse succédanés de sucre de confiseur Swerve

Itinéraire:

1.Fouettez la farine d'amande, le sel, les deux poudres de cacao, la gomme xanthane, le bicarbonate de soude et la poudre d'espresso dans un bol approprié.

2.Battez bien le beurre dans un grand bol avec un mélangeur à main pendant 2 minutes.

3.Fouetter dans un édulcorant et continuer à battre pendant 5 minutes, puis ajouter l'œuf.

4.Battez bien puis ajoutez le mélange de farine. Bien mélanger jusqu'à ce qu'il soit complètement incorporé.

5.Enveloppez la pâte à biscuits avec une pellicule de plastique et réfrigérez pendant 1 heure.

6.Pendant ce temps, préchauffez votre four à 350 degrés F et superposez une plaque à pâtisserie avec du papier ciré.

7.Placez la pâte entre deux feuilles de papier parchemin.

8.Rouler la pâte dans une feuille de 1/8 de pouce d'épaisseur.

9.Coupez 1 biscuit rond de 3/4 de pouce de cette feuille et rourollez la pâte pour couper plus de biscuits.

10.Étalez ces biscuits sur la plaque à pâtisserie et congelez pendant 15 minutes.

11.Cuire ces cookies pendant 12 minutes puis laissez-les refroidir sur un support métallique.

12.Battre le beurre avec de l'huile de coco dans un bol avec un mélangeur électrique.

13.Incorporer dans l'extrait de vanille, édulcorant en poudre au goût, et une pincée de sel.

14.Bien mélanger puis le transférer dans un sac de tuyauterie.

15.Placez la moitié des biscuits sur une feuille de biscuits et garnissez-les de la garniture à la crème.

16.Placez la moitié restante des cookies sur le remplissage pour le couvrir.

17.Réfrigérer pendant 15 minutes puis servir.

Nutrition: Calories 215 Graisse totale 20 g Glucides totaux 3 g Sucre 1 g Fibre 6 g Protéines 5 g

Meringues de baies de vanille

Temps de préparation: 15 minutes

Temps de cuisson: 1 heure et 45 minutes

Portions: 10

ingrédients:

• cuillère à café d'extrait de vanille

• cuillères à soupe de baies mélangées lyophilisés, broyées

• gros blancs d'œufs, à température ambiante

• 1/3 tasse d'érythritol

• cuillère à café d'écorce de citron

Itinéraire:

1.In un bol à mélanger, remuez les blancs d'œufs jusqu'à ce qu'ils moussent. Ajouter l'extrait de vanille, l'écorce de citron et l'érythritol; continuer à mélanger, en utilisant un mélangeur électrique jusqu'à ce que rigide et brillant.

2.Ajouter les baies broyées et mélanger à nouveau jusqu'à ce qu'elles soient bien combinées. Utilisez deux cuillères à café pour cuiller la meringue sur des feuilles de biscuits doublées de parchemn.

3.Cuire au four à 220 degrés F pendant environ 1 heure 45 minutes.

Nutrition: 51 Calories 0g Graisse 4g Glucides 12g Protéines 0.1g Fibre

Fudgy Brownie Cookies

Temps de préparation: 10 minutes

Temps de cuisson: 12 minutes

Portions: 12

ingrédients:

- 2 c. beurre, ramolli

- 1 œuf, température ambiante

- 1 c. à soupe. Truvia

- 1/4 tasse Swerve

- 1/8 c. mélasse blackstrap

- 1 c. à soupe. Sirop VitaFiber

- 1 c. à thé d'extrait de vanille

- 6 c. pépites de chocolat sans sucre

- 1 c. à thé de beurre

- 6 c. farine d'amande

- 1 c. poudre de cacao

- 1/8 c. c. sulfuration en poudre

- 1/8 c. sel

- 1/4 c. gomme xanthane

- 1/4 tasse de noix de pécan hachées

- 1 c. pépites de chocolat sans sucre

Itinéraire:

1. Battez l'œuf avec 2 cuillères à soupe de beurre, VitaFiber, édulcorants et vanille dans un bol avec un mélangeur à main.

2. Faire fondre 1/2 d'une cuillère à soupe de pépites de chocolat avec 1 cuillère à café de beurre dans un bol en les chauffant au micro-ondes pendant 30 secondes puis bien remuer.

3. Ajouter ce mélange au premier mélange de beurre et bien mélanger jusqu'à consistance lisse.

4. Incorporer tous les ingrédients secs et mélanger jusqu'à consistance lisse.

5. Plier dans les pépites de chocolat et les noix de pécan restantes.

6. Placez cette pâte au congélateur pendant 8 minutes.

7. Laissez votre four se préchauffer à 350 degrés F.

8.Graissez une plaque à pâtisserie et déposez une cuillère de pâte par une cuillère dessus pour former de petits biscuits.

9.Aplatir légèrement les biscuits puis cuire au four pendant 10 minutes.

10.Laissez les cookies refroidir pendant environ 15 minutes, puis servez.

Nutrition: Calories 288 Graisse totale 25,3 g Glucides totaux 3,6 g Sucre 0,1 g Fibre 3,8 g Protéines 7,6 g

CPSIA information can be obtained
at www.ICGtesting.com
Printed in the USA
LVHW080000070821
694500LV00003B/63

9 781802 972962